Dr Louis REAU

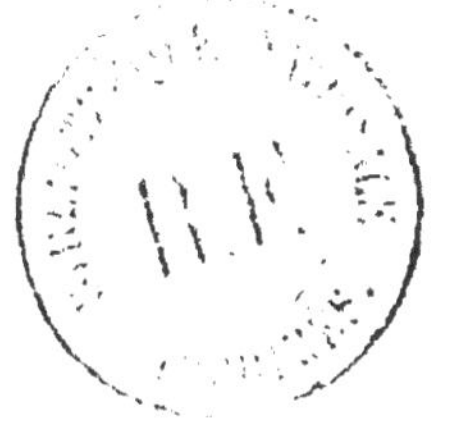

Névrites et Névromes

du Nerf cubital

à longue échéance

après Résection du Coude

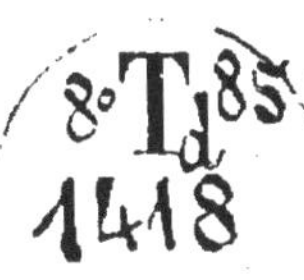

NÉVRITES ET NÉVROMES

DU NERF CUBITAL

A LONGUE ÉCHÉANCE

APRÈS RÉSECTION DU COUDE

NÉVRITES ET NÉVROMES

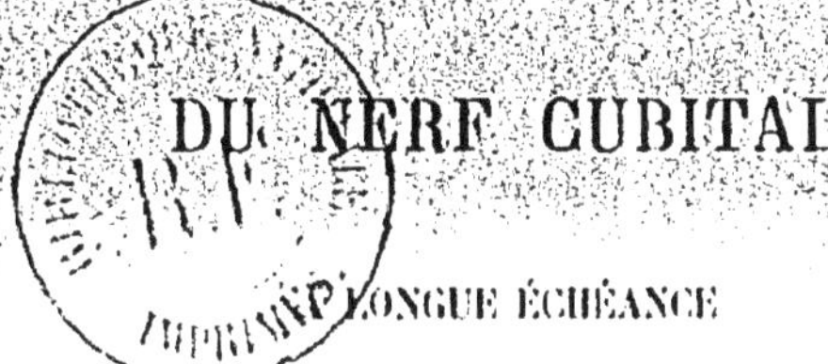

DU NERF CUBITAL

À LONGUE ÉCHÉANCE

APRÈS RÉSECTION DU COUDE

PAR

Le Dr Louis REAU

LYON

IMPRIMERIES RÉUNIES

8, RUE RACHAIS, 8

1908

A MON PÈRE,

Le Commandant REAU, chevalier de la Légion d'honneur.

A MA FEMME

A MA SŒUR

A MES GRANDS-PARENTS

A MON ONCLE

Le Capitaine MALLEBAY-VACQUEUR, chevalier de la Légion d'honneur

ET A MA TANTE

A MES AUTRES PARENTS

A MES BEAUX-PARENTS

A MES AMIS

A Monsieur le Professeur PONCET

PROFESSEUR DE CLINIQUE CHIRURGICALE A LA FACULTÉ
MEMBRE CORRESPONDANT DE L'ACADÉMIE DE MÉDECINE
OFFICIER DE LA LÉGION D'HONNEUR

Qui a bien voulu nous indiquer le sujet de cette thèse; nous tenons à lui apporter ici l'hommage de notre plus respectueuse reconnaissance.

A mon Président de Thèse

Monsieur le Professeur JABOULAY

PROFESSEUR DE CLINIQUE CHIRURGICALE A LA FACULTÉ

Qui nous a fait le très grand honneur d'accepter la présidence d'une thèse faite en dehors de lui, ce dont nous le remercions profondément.

AVANT-PROPOS

Au terme de nos études médicales, c'est pour nous un agréable devoir, avant d'appliquer l'enseignement que nous avons reçu de nos Maîtres, de leur adresser l'expression de notre sincère et respectueuse reconnaissance.

Que la première expression de cette reconnaissance soit pour le docteur Piollet, professeur à l'École de médecine de Clermont-Ferrand, chirurgien suppléant de l'Hôtel-Dieu. Il nous a prodigué en maintes circonstances ses meilleurs conseils, ses encouragements, et son appui nous fut toujours assuré; interne à sa clinique particulière de Royat, traité plutôt en ami qu'en élève, nous nous sommes familiarisé auprès de lui à la pratique des opérations chirurgicales. Il veut bien, maintenant, nous rappeler à ses côtés comme assistant; puissions-nous prouver bientôt notre gratitude et notre attachement à ce maître, dont la sollicitude et la bonté pour nous ne se sont jamais démenties !

Nous adressons ensuite nos vifs remerciements à tous les Maîtres de l'École de médecine de Clermont-Ferrand, qui ont guidé nos premiers pas dans la carrière médicale, c'est-à-dire aux docteurs Bousquet, Lepetit et Planchard; aux docteurs Buy et Billard, qui nous ont témoigné beaucoup d'intérêt; au docteur Argaud, qui a dirigé avec dévouement nos premières études d'anatomie pathologique; enfin, au docteur Maurin, dont nous n'oublierons jamais les leçons cliniques au lit du malade. Nous gardons également un souvenir reconnaissant des docteurs Dionis du Séjour, Mornac et Altaix.

Les quelques mois passés à Lyon, dans les services du professeur Weill et du professeur Chatin, nous firent apprécier leur enseignement si clair et si précis : nous sommes heureux de les remercier de leurs excellentes leçons. Nous avons également fréquenté très souvent le service du professeur Poncet, ainsi que le service du professeur Jaboulay, et nous avons tiré le plus grand profit des préceptes cliniques de ces Maîtres éminents.

Puisque nous venons de rappeler le souvenir de nos années d'étude, nous ne pouvons nous défendre de citer aussi les noms de nos meilleurs amis : les docteurs H. Poignon et Maurice Langlois, dans la famille desquels nous avons toujours été reçu avec une si affectueuse sympathie; le docteur Ricq, notre fidèle compagnon d'études, et le docteur Bornecque, sans omettre notre vieil ami de collège René Decepts.

Enfin, il nous reste encore un devoir de reconnaissance à remplir : envers M. Delore, chirurgien des hôpitaux, qui, avec beaucoup d'amabilité, nous a communiqué une observation personnelle, qui nous fut de la plus grande utilité, et envers le docteur R. Leriche, chef de clinique chirurgicale à la Faculté; nous conserverons la mémoire de l'aimable accueil qu'il nous a toujours réservé; il ne nous a ménagé ni son temps ni ses précieux conseils, pour aider et faciliter nos recherches dans la mise en œuvre de notre travail.

Que M. le professeur Villard et MM. les docteurs agrégés Patel et Cavaillon, qui ont bien voulu accepter de faire partie du jury de notre thèse, reçoivent ici l'hommage de notre profonde gratitude.

INTRODUCTION

Il semble qu'il n'y ait vraiment plus rien à dire aujourd'hui sur les résultats immédiats et éloignés de la résection du coude. On a tant fait de résections, depuis vingt-cinq ans, on en a si minutieusement étudié les suites, que le sujet parait depuis longtemps épuisé. Pourtant, dans la masse des observations et des documents colligés par Ollier, et autour de lui, il est un oubli qui nous a frappé, après la remarque qui nous en fut faite par notre maître, M. le professeur Poncet; nulle part, dans des études si fouillées, il n'est fait mention de ce que devient le nerf cubital, au point de vue anatomique. Partout, on nous apprend la manière d'éviter sa blessure au début de la résection, partout on nous renseigne sur les suites possibles de son tiraillement et de sa contusion, mais nulle part on ne parle de son sort pendant et après la régénération osseuse. Il y a cependant là un point qui, quand on y réfléchit, devrait attirer l'attention.

Une fois les extrémités brachiales et antibrachiales supprimées, le nerf passe au fond de la plaie, comme une corde de violon relâchée sur son chevalet; mal protégé dès que sa gouttière n'est plus là, que devient-il, lors de la reconstitution articulaire ? Se refait-il une gouttière épitrochléo-olécrânienne ? Le nerf, une fois l'articulation reconstituée définitivement, est-il enchâssé, ou bien, au contraire, superficiellement placé, n'est-il pas exposé à des frottements répétés, à des heurts multiples ? Autant de questions que l'on pourrait *à priori* se poser.

On nous dira que, puisqu'on n'en parle pas, c'est que tout se passe bien. C'est le seul argument valable pour expliquer l'oubli du nerf dans les recherches plus haut citées. La chose est sûre, mais il ne s'ensuit pas que, de temps à autre, certains accidents ne soient pas possibles. C'est sur eux que, à l'instigation du professeur A. Poncet, nous voudrions attirer l'attention.

Notre étude sera forcément un peu incomplète et théorique, notre excuse sera d'avoir signalé des faits peu connus ou ignorés, dont la connaissance peut être utile. Nous avons eu, en effet, l'occasion d'observer récemment des troubles névritiques du cubital chez une femme guérie depuis dix ans de tumeur blanche du coude, pour laquelle M. Poncet fit le diagnostic de névrite traumatique, consécutive à des froissements répétés du nerf, trop superficiel dans une gouttière insuffisante, et intervint avec succès dans ce sens.

Nous n'avons pu relever aucune observation similaire dans la littérature médicale. Cependant, dans le service de M. Poncet, nous avons pu trouver une seconde observation de ce genre, et M. Delore, chirurgien des hôpitaux, nous en a obligeamment communiqué une troisième.

C'est en nous basant sur ces trois faits que nous abordons l'étude générale du sort réservé au cubital, dans les articulations néoformées après résection.

Nous diviserons notre travail de la façon suivante :

I. Etude de l'articulation du coude, néoformée après résection.

II. Mécanisme des accidents névritiques possibles dans le domaine du cubital.

III. Symptomatologie.

IV. Diagnostic.

V. Pronostic et traitement.

Contrairement à l'usage, nous rapporterons tout d'abord nos observations, à cause de leur intérêt primordial, et parce que c'est sur elles seules que repose cette étude.

CHAPITRE PREMIER

Etude anatomique de la nouvelle articulation du coude, après résection.

A l'exemple d'Ollier, quand on examine le sort des réséqués, il faut toujours l'envisager à un triple point de vue : celui de la guérison locale de la tuberculose; celui du résultat fonctionnel obtenu; enfin, celui de la reconstitution anatomique de la néarthrose.

Dans le traité des résections, ces trois points sont étudiés, de façon très détaillée, avec des observations merveilleusement précises. Dans cette quantité de documents, nous ne prendrons que ce qui a trait à l'état anatomique du coude néoformé.

Ollier relate à ce sujet quatre autopsies personnelles et plusieurs autres, dont une de M. Poncet, qui, toutes, nous paraissent présenter un certain intérêt.

Nous allons les résumer aussi brièvement que possible :

Dans la première; il s'agit d'une enfant de 12 ans, sur laquelle on pratiqua la résection totale du coude pour ostéo-arthrite tuberculeuse, et qui mourut soixante-trois jours après de péricardite tuberculeuse.

A l'autopsie, on trouva les lésions mortelles, siégeant dans le cœur et sur le péricarde.

Au membre opéré : petite fistule postérieure occupée par le drain ; coude sensiblement aussi gros que du côté sain ; légère atrophie musculaire, avec décoloration marquée de l'anconé et de toute la partie externe du triceps. La région articulaire, mise à nu, présentait le même aspect général que du côté sain ; saillies latérales de l'humérus à peu près normales ; de même, axe normal des os de l'avant-bras ; toutefois, celui-ci était en demi-pronation, dans la position qu'il occupait dans la gouttière que la malade garda jusqu'à sa mort. Articulation mobile ; extension complète sans aucune difficulté ; flexion dépassant difficilement l'angle droit (pendant les trois dernières semaines, on n'avait imprimé aucun mouvement au coude). Rotation limitée, à moins d'entraîner dans ce mouvement le cubitus avec le radius. Extrémités articulaires enveloppées dans la capsule seulement perforée en arrière par le trajet fistuleux susmentionné ; ses fibres formaient des trousseaux volumineux ; très forte, surtout en avant, elle se plissait dans les mouvements. La limitation de la pronation tenait à la présence de trousseaux, modérément serrés cependant, entre le radius et le cubitus. Le fait remarquable de cette observation, c'est la rapidité de la régénération osseuse ; au bout de deux mois, la néarthrose était constituée dans sa forme et ses contours ; l'humérus se terminait par une extrémité renflée, triangulaire, aplatie d'avant en arrière, terminée elle-même latéralement par des tubérosités qui s'articulaient solidement déjà avec le radius et le cubitus. On sentait nettement le bec coronoïdien, donnant sur sa partie la plus saillante insertion au brachial antérieur ; l'olécrâne était, non pas vertical, mais oblique en haut et en dedans ; rien n'indiquait la démarcation entre cette apophyse néoformée et l'os ancien ; osseux dans la plus grande partie de sa hauteur, il était encore cartilagineux dans la partie qui le termine en dedans et formait une saillie de 3 centimètres, emboîtant bien la partie inférieure de l'humérus, et donnant insertion au triceps. Le radius présentait seulement un léger renflement à son extrémité supérieure.

Pas de cartilage hyalin dans l'intérieur de l'articulation ; la cavité articulaire n'était pas unique, mais divisée en trois loges distinctes par des tractus fibreux, lissés ; ces espaces articulaires étaient humides, mais sans contenir de liquide synovial en quantité appréciable.

Après l'opération, la plaie n'avait été le siège d'aucune complication à proprement parler ; pas de suppuration.

La seconde observation est intéressante au point de vue de la régénération osseuse chez les tuberculeux; Ollier nous avait déjà démontré la variété du rendement ostéogénique du périoste chez ces malades : tantôt ne donnant rien, tantôt produisant une néoformation osseuse très riche, selon le terrain sur lequel doit évoluer le processus réparateur; le résultat reste subordonné à l'état du périoste et à l'ablation complète des foyers tuberculeux.

Cette observation donc concerne un jeune homme de 22 ans, porteur de lésions osseuses multiples, à qui on fit une résection totale du coude, avec résection sous-bicipitale du radius, infiltré de matière caséeuse. Mort d'érysipèle sur une plaie du cou, soixante-treize jours après l'opération.

A l'autopsie : lésions de tuberculose osseuse multiples ; poumons peu atteints : foie farci de masses caséeuses.

Membre opéré : atrophie, s'étendant de l'épaule au poignet, et masquée par une adipose considérable ; décoloration des muscles, qui conservaient leurs insertions normales.

Système ligamenteux de l'articulation très fortement constitué, surtout en dedans ; pas de ligament postérieur à proprement parler ; tendon du triceps recouvrant le tout. Articulation trop jeune pour posséder un revêtement cartilagineux. A l'examen des os, on était frappé de la présence dans l'humérus d'une grosse masse tuberculeuse, développée dans la diaphyse, à 5 centimètres de la surface de section, et qu'on n'avait pas soupçonnée au moment de l'intervention ; on notait une infiltration tuberculeuse sans séquestre, avec des productions osseuses sous-périostiques tout autour. On constatait une néoformation de deux tubérosités humérales, en forme de corne, constituées par un tissu osseux déjà solide. Du côté du cubitus, olécrâne formé de deux parties, l'une adhérente au cubitus, qu'elle continue en haut, l'autre mobile, sous forme de plaque développée dans le tendon du triceps, au niveau de son insertion. Le radius, qui avait subi une perte de substance de 5 centimètres, présentait une néoformation osseuse de près de 30 millimètres, se dirigeant en avant et en dedans ; le biceps avait repris une insertion solide sur cet os nouveau.

La troisième observation est un exemple de reproduction typique du coude :

Le malade était un garçon de 10 ans, à antécédents héréditaires chargés au point de vue tuberculeux. On lui fit une résection totale.

Après quatre mois, on constata un enraidissement de la néarthrose, faute d'exercices ; les adhérences furent rompues. Trois mois plus tard, la néarthrose était solidement reconstituée, avec une extension limitée à 140°, à cause de l'emboitement trop exact du crochet olécrânien entre les tubérosités humérales néo-formées.

Cet enfant mourut en 8 jours, 7 ans et demi plus tard, d'une méningite tuberculeuse.

A l'autopsie : anconé jaune paille : triceps sensiblement atrophié. Envisagé dans son ensemble, coude large, pointu en arrière, grâce à l'olécrâne nouveau, solidement articulé suivant le type normal : toutefois, l'avant-bras en masse un peu reporté en dedans. Le coude présentait bien les deux saillies habituelles de chaque côté : l'interne, peu haute et proéminente, l'externe, plus longue, descendant plus bas, et se continuant sans limites nettes par un bord oblique, avec le bord externe de la diaphyse humérale ; cette saillie externe, ainsi que la portion qui représentait la région condylienne, était légèrement recourbée en avant.

Appareil ligamenteux différant à peine de l'appareil normal ; trois ligaments principaux, très forts, unissaient l'humérus aux os de l'avant-bras, avec point faible au niveau de l'olécrâne, où le tendon du triceps jouait le rôle de ligament puissant. L'articulation radio-cubitale présentait un véritable ligament annulaire, embrassant exactement le col du radius, et, par la masse cartilagineuse qui le surmontait, fournissait à la tête de l'os une surface de glissement toute spéciale. Les extrémités osseuses, recouvertes de cartilage hyalin, jouaient dans une cavité irrégulière, divisée par une volumineuse cloison antéro-postérieure, néanmoins semblable à l'articulation normale. Non seulement on retrouvait le type physiologique de l'articulation enlevée, mais aussi le type anatomique, réalisé dans ses parties essentielles.

La quatrième observation est relative à une résection totale du coude sur une femme de 72 ans, atteinte d'arthrite et d'ostéites tuberculeuses multiples. Les suites de l'opération furent des plus satisfaisantes : la santé générale se rétablit, l'articulation se reconstitua solidement malgré l'irrégularité du traitement consécutif. Le cubitus s'articulait avec une masse épitrochléenne de nouvelle formation, transversalement disposée ; on ne distinguait pas d'olécrâne : il y avait à peine des mouvements de latéralité, et cette femme vaquait à ses occupations journalières. Elle mourut trois ans plus tard d'un épithéliome du vagin.

A l'autopsie : appareil ligamenteux, mis à nu, très puissant ; en avant, une demi-capsule, à fibres dirigées obliquement de la tubérosité humérale externe au radius, d'une part, au cubitus, d'autre part, enserrant la partie large de l'apophyse coronoïde ; un gros faisceau traversait en écharpe la face antérieure de l'articulation. En-dehors, le ligament latéral externe, parti de l'épicondyle nouveau, où il s'insérait

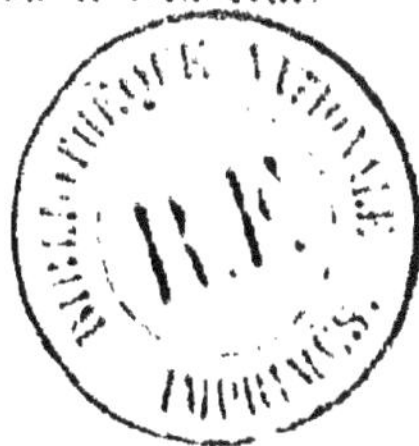

solidement, descendait, en s'épanouissant en avant, pour former la partie capsulaire de l'articulation radio-huméro-cubitale ; après s'être inséré sur le col du radius, latéralement, il allait se terminer sur l'extrémité supérieure du cubitus. En dedans, sous la tubérosité humérale, incurvée en avant, on notait un puissant ligament qui contenait dans son épaisseur plusieurs noyaux osseux de forme irrégulière. En arrière, articulation plus faiblement protégée, à peine quelques trousseaux fibreux. Le tendon du triceps, élargi, englobait dans son épaisseur une plaque osseuse olécrânienne, articulée avec le cubitus, qui ne présentait en arrière aucune apophyse saillante. A ce niveau, constatation de deux anciens foyers fongueux, sous-périostiques, comblés par du tissu sclérosé. En avant, le cubitus offrait une apophyse saillante à l'insertion du brachial antérieur ; elle embrassait, sans soudure aucune, la tubérosité bicipitale du radius. La tête de celui-ci, un peu déjetée en dehors, était de nouvelle formation et supportée par un col rétréci, sa surface articulaire recouverte d'une couche de tissu d'aspect chondroïde. Sur la partie inférieure de l'humérus, on remarquait deux tubérosités latérales, l'interne plus saillante, l'externe ne semblant être qu'un léger renflement. La surface articulaire humérale, elle aussi, était recouverte de tissu chondroïde, sans aucun point hyalin ; ce tissu émettait des tractus fibreux, circonscrivant une certaine quantité de loges dans l'articulation.

Ollier relate encore d'autres autopsies empruntées à divers chirurgiens; parmi celles-ci, nous citerons seulement un cas observé par M. Poncet; il nous semble particulièrement curieux.

Il s'agit d'une jeune femme de 24 ans, dont la forme de l'articulation était complètement changée, et cependant les mouvements ne différaient pas des mouvements physiologiques. Le cubitus, placé en avant de l'humérus, s'articulait par une large surface avec un prolongement transversal qui remplaçait l'épitrochée ; l'extrémité cubitale, retenue par la saillie épitrochléenne, ne pouvait pas se déplacer en arrière, mais agissait comme un levier coudé, par une sorte de mouvement de sonnette. Les os de l'avant-bras avaient glissé en dedans ; le radius était dans l'axe de l'humérus, et le cubitus en dehors de cet axe s'articulait, ainsi que nous venons de le dire, avec la nouvelle saillie épitrochléenne, en forme de cupule, par une large tête aplatie, développée à la place de l'apophyse coronoïde ; ces deux extrémités ne présentaient pas de conformation symétrique emboîtante. C'était une arthrodie lâche. Le radius était sans rapports directs avec l'épicondyle ; l'articulation radio-cubitale était séparée de l'humérus par une épaisse couche de tissu fibreux, sans que pour cela les mouvements de pronation et de supination fussent diminués. Il n'y avait pas d'olécrâne, ni à proprement parler de ligaments, mais une capsule épaissie, semée latéralement de noyaux osseux. Les extrémités osseuses étaient tapissées par un tissu villeux, fibrillaire, jouant le rôle du cartilage absent.

C'est là un bel exemple de la variété des formes anatomiques que peut revêtir le même résultat fonctionnel.

Telle est donc, abrégée, la démonstration qu'Ollier nous a donnée dans son *Traité des Résections*, à propos des résultats secondaires ou éloignés de la résection du coude. D'autres auteurs l'ont reprise depuis, sans rien y ajouter d'intéressant à signaler.

Or, personne, jusqu'ici, parmi de multiples observations, n'a fait mention du cubital, de ce qu'il a pu devenir dans la période plus ou moins lointaine de la résection ? Tous l'ont négligé, sinon oublié !

Il nous semble cependant bien logique de nous demander ce qu'il advient de lui, au milieu des nombreuses complications qui peuvent faire suite à la résection du coude, et pour nous convaincre de cela, rappelons nos connaissances sur les principaux rapports anatomiques du cubital; elles aideront également à la compréhension de la symptomatologie que nous traiterons plus loin.

Le nerf cubital se détache de la racine interne du médian; un peu moins volumineux que celui-ci, il s'étend de l'aisselle à l'extrémité des doigts, suivant un trajet verticalement descendant. Après avoir longé l'axillaire, puis l'humérale, il s'en sépare de plus en plus, passe dans la loge du triceps, dont il occupe le côté interne. Au niveau de l'épitrochlée, vaisseaux et nerfs sont séparés de toute l'épaisseur de l'os. Au coude, région qui nous intéresse plus spécialement, il est situé au fond de la gouttière épitrochléo-olécrânienne, qui est précédée par une petite rainure qu'on peut apercevoir sur l'extrémité inférieure de l'humérus; on constate souvent, à la pointe de l'épitrochlée, un petit bec recourbé en arrière, qui semble destiné à retenir le nerf: celui-ci est séparé de l'os par un périoste assez épais, recouvert par les trousseaux fibreux du ligament latéral interne de l'articulation.

La gouttière épitrochléo-olécrânienne est un canal ostéo-fibreux constitué par l'épitrochlée, qui la limite en dedans, par l'olécrâne, qui la limite en dehors, et par les insertions des aponévroses brachiale et antibrachiale sur ces deux saillies: la longueur de cette gouttière est plus considérable dans l'extension que dans la flexion, dans laquelle elle s'accroît, au contraire, en largeur, par suite du léger déplacement en dehors de l'olécrâne. Le nerf cubital se trouve donc placé au sein du tissu cellulaire lâche, qui remplit ce canal ostéo-fibreux. A ce niveau, il n'est séparé de la peau que par la petite bandelette fibreuse qui réunit l'épitrochlée à l'olécrâne, c'est ce qui explique les fréquents traumatismes auxquels le nerf est exposé dans cette région.

A sa sortie de la gouttière épitrochléo-olécrânienne, le nerf cubital passe entre les deux faisceaux du muscle cubital antérieur, puis il contourne la tête du cubitus pour pénétrer dans l'avant-bras, où il n'est séparé de l'apophyse coronoïde que par quelques fibres du fléchisseur superficiel; sous le cubital antérieur, à la partie supérieure de l'avant-bras, le nerf passe, en bas, sur le côté externe de son tendon, avec l'artère cubitale pour satellite, et n'étant plus recouvert que par l'aponévrose antibrachiale; toujours superficiel, il passe, au poignet, en avant du ligament antérieur du carpe, dans une gouttière qui lui est propre, formée par le pisiforme en dedans et l'os crochu en dehors.

Le nerf cubital se divise alors en :

Rameaux musculaires, qui innervent tous les muscles de la région hypothénar, les interosseux et les deux derniers lombricaux.

Rameaux cutanés, qui président à la sensibilité de la peau : 1° de la moitié interne du dos de la main; 2° de l'éminence hypothénar; 3° de l'auriculaire et de la moitié interne de l'annulaire.

Quand on considère ces rapports anatomiques du cubital au niveau de l'articulation, en y réfléchissant, on ne peut manquer d'être étonné de l'oubli dans lequel on a tenu cet organe important, lors des études qu'on a faites sur les suites des résections. On n'en dit rien, et, nous venons de le voir, de par sa situation, il se trouve enchâssé au contact de l'articulation ! Rappelons, en outre, qu'un des premiers temps de la résection consiste à aller libérer le nerf de sa gouttière, le mettre à l'abri, et qu'ensuite, lorsque l'opération est terminée, il passe en quelque sorte comme une corde tendue au fond de la plaie.

Quand on examine, dans le merveilleux traité d'Ollier, les figures qui viennent corroborer ses démonstrations, si l'on songe au cubital, on demeure surpris de ne point voir son état mentionné; prenons, par exemple, la figure 104 (1) : c'est un coude reconstitué après résection totale; il est vu par sa face postérieure, l'articulation étant mise à nu; l'article est déjeté fortement sur le côté interne, il y a un plateau épitrochléen extraordinaire, toute l'articulation paraît déjetée de ce côté. Qu'est devenue la gouttière épitrochléo-olécrânienne et qu'en était-il de son contenu ? On ne sait. Dans ce même ouvrage (2), où l'auteur s'occupe de la destinée des réséqués, rapportant d'anciennes observations, il nous parle des facteurs qui concourent à déterminer le résultat définitif. Du cubital, il n'en fait point allusion. Bref, nulle part, l'état de ce nerf n'est signalé. Il y a donc lieu de supposer que dans l'immense majorité des cas, tout s'arrange, se reconstitue pour le mieux, dans la nouvelle articulation, puisque personne n'a encore attiré l'attention sur des englobements dans des masses périostiques nouvelles, sur des luxations, sur l'existence de névrites.

Et pourtant, on ne peut nier la possibilité de ces complications, secondaires ou tardives; rien ne l'indique mieux que nos observations :

(1) Ollier. *Traité des résections*, t. II, p. 325.
(2) Ollier. *Traité des résections*, t. II, p. 307 et suivantes.

Observation I

Prise dans le service de M. le Professeur Poncet (salle Sainte-Anne).

B... Joséphine, 19 ans, tisseuse.

Entre à l'Hôtel-Dieu pour ostéoarthrite du coude, le 19 avril 1897.

Antécédents héréditaires. — Mère bien portante.

Père sujet à de fréquentes bronchites.

Deux frères et trois sœurs bien portants.

Antécédents personnels. — La malade eut la rougeole vers l'âge de 4 ans; il y a trois ans, après être restée exposée longtemps à l'humidité, elle ressentit des douleurs dans les genoux, douleurs qui ne s'accompagnèrent pas de gonflement de l'articulation, ni d'autres symptômes congestifs, et durèrent une quinzaine de jours. Quelque temps après, la malade s'aperçut qu'elle avait des glandes des deux côtés du cou, de la grosseur d'une noisette. Ces ganglions disparurent peu à peu.

Réglée à 17 ans, la malade l'a toujours été normalement depuis. Depuis quelque temps, prétend-elle, elle a beaucoup maigri ; bronchite il y a deux mois.

Il y a un an, la malade, qui exerçait la profession de tisseuse, s'aperçut de craquements qui se produisaient au niveau de l'articulation du coude gauche ; à cette époque, elle ressentit parfois des douleurs au même niveau. Ces douleurs s'accentuèrent il y a six mois, et, dès ce moment, les mouvements de l'articulation commencèrent à s'exécuter avec une gêne de plus en plus marquée ; puis la déformation commença à apparaître.

Actuellement, la malade entre à l'hôpital pour cette affection du coude.

A l'examen, l'articulation se présente avec une forme arrondie, globuleuse ; la malade tient le bras à demi-fléchi, et en pronation légère. Les mouvements de flexion et d'extension spontanés sont impossibles ; les mouvements de pronation et de supination sont très diminués ; la flexion forcée est très douloureuse, de même que l'extension forcée. Le coude a une forme arrondie, surtout à la région externe ; les culs-de-sac synoviaux sont complètement effacés. La palpation est douloureuse dans cette région externe, au niveau de laquelle on sent une masse pâteuse avec quelques points fluctuants ; le maximum de la douleur semble siéger sur la tête du radius. La peau est lisse, modérément tendue, sans coloration spéciale.

Au cou, on sent encore un ganglion mobile ; derrière le bord postérieur du sterno-cléido-mastoïdien, quelques ganglions axillaires.

Examen des poumons : au côté gauche, légère exagération des vibrations ; en avant, pas de signes d'auscultation marqués ; en arrière, dans la fosse susépineuse, et en dedans, on perçoit après de fortes inspirations, quelques petits craquements secs.

Résection complète les premiers jours de mai. Les suites furent normales.

La malade sort de l'hôpital le 20 juillet 1897, avec un résultat fonctionnel très satisfaisant et une plaie complètement cicatrisée.

21 novembre 1907. — La malade revient à l'hôpital, dix ans après sa résection, parce que, depuis six mois, lorsqu'elle se fatigue, elle a, la nuit, des fourmillements dans l'avant-bras et dans la main ; en outre, son bras est devenu plus faible ; jusque-là, elle avait pu accomplir son travail sans trop de difficultés.

La malade tousse ordinairement l'hiver, depuis qu'elle est à Paris, c'est-à-dire depuis huit ans. Bonne santé habituelle. Il y a environ huit mois, elle eut une grippe tenace ; depuis, lui semble-t-il, son bras se trouvait plus faible, quand, il y a six mois, en portant un plat assez lourd, elle ressentit une douleur brusque au coude gauche et laissa tomber le plat ; pendant la nuit, apparurent des douleurs vives, irradiées sur le bord interne de l'avant-bras, l'annulaire, le médius, à l'exclusion de l'index.

Depuis ce moment, la malade ne peut plus se servir du tout de son bras ; les efforts provoquent des douleurs, toujours sur le même trajet ; des douleurs nocturnes se manifestent particulièrement. A Paris, où la malade a été examinée à deux ou trois reprises par différents chirurgiens, on a porté le diagnostic de réinoculation et on lui a proposé un grattage de l'os. Cet état persistant, elle voit M. le professeur Poncet, qui la fait rentrer à l'Hôtel-Dieu.

A son entrée, elle semble d'aspect assez robuste ; le bras gauche est presque aussi gros que le droit ; la flexion est à peu près complète, l'extension également ; le bras est simplement un peu raccourci.

Au coude on sent, en avant et en dehors de la saillie interne de l'humérus, un petit cordon mobile, douloureux à la pression, qui provoque des irradiations suivant le bord interne de l'avant-bras, dans l'annulaire et le médius. Ce cordon répond exactement au point devenu subitement douloureux, il y a six mois, à la suite d'un effort.

Le professeur Poncet porte le diagnostic de luxation du cubital avec névrite légère.

23 novembre. — Opération par M. Poncet (éthérisation). Intervention sans la bande d'Esmarch. Incision de 6 à 7 centimètres répondant directement au trajet du nerf. On le mobilise aisément ; on le trouve un peu plus gros, nettement renflé en olive, sur une longueur de 6 à 8 millimètres ; à ce niveau, il est grisâtre ; névrilème plus vasculaire. La gouttière est bien fermée, de même que la gaine fibreuse (le nerf n'était donc pas mobile). Avec la gouge et le marteau, le davier-gouge, on creuse un peu la gouttière olécrânienne.

Dans la nouvelle gouttière épitrochléenne, le nerf roule bien sous le doigt ; il paraît à ce niveau légèrement augmenté de volume ; il est un peu douloureux à la pression, et dans le mouvement forcé de flexion de l'avant-bras sur le bras.

7 décembre. — La malade, munie d'un bandage qu'elle devra garder encore une dizaine de jours, part, allant très bien, et ne souffrant plus du tout.

Observation II

Ancienne résection du coude droit pour ostéo-arthrite tuberculeuse. Névrome secondaire du cubital comprimé par une bride.

Femme âgée de 26 ans, entrée dans le service de M. le professeur Poncet le 13 juillet 1903. Elle avait été opérée *onze ans* auparavant par M. Poncet, qui lui avait pratiqué la résection du coude droit pour une ostéo-arthrite tuberculeuse avancée. Le résultat fonctionnel pouvait être considéré comme parfait au bout de huit mois, et il s'était maintenu tel jusqu'à ces six derniers mois. A ce moment, cette femme commence à ressentir quelques douleurs dans la nouvelle articulation, surtout après des travaux un peu pénibles ; il y avait quelques irradiations vers l'avant-bras. Mais l'attention n'était pas attirée du côté d'une lésion du nerf cubital, car ces irradiations n'affectaient pas un siège bien précis ; elles ne paraissaient pas localisées dans une zone bien déterminée.

Lorsqu'on examine la malade, on remarque de suite l'intégrité complète des mouvements de l'articulation ; comme il est d'usage en pareil cas, il existait, à l'état de repos, quelques mouvements de latéralité qui disparaissaient au moment de la contraction des muscles périarticulaires. Tous ces mouvements étaient indolores.

L'attention se concentrait tout entière sur un point douloureux limité, situé exactement au-dessous de l'épitrochlée ; la pression déterminait là une douleur vraiment exquise. Comme il n'y avait pas d'atrophie de l'éminence hypothénar et des interosseux, et que la douleur ne s'iradiait pas dans les deux derniers doigts, on ne pouvait penser sérieusement à une lésion du cubital, complication rare, et l'on conclut à une lésion plus fréquente, c'est-à-dire à un point d'ostéite sur l'humérus.

L'opération pratiquée par M. Delore démontra que ce diagnostic était erroné ; il n'y avait pas la moindre trace de récidive sur les os, pas de fongosités. En réalité, l'incision conduisit sur *le nerf cubital, très gros, fixé par des adhérences cicatricielles serrées contre l'humérus et le cubitus.* Ce nerf, après libération, apparut volumineux, atteint de névrome sur une longueur de 2 à 3 centimètres ; son diamètre était au moins triplé ; par contre, au-dessus et au-dessous, le calibre du nerf redevenait normal.

L'opération consista donc en une libération, suivie de l'ablation du tissu cicatriciel périphérique. On y ajouta une résection partielle longitudinale du névrome, telle, que l'on n'entama pas la continuité du tissu nerveux. La portion réséquée atteignait environ le volume d'un pois ; l'examen histologique démontra qu'elle était constituée sur le type des névromes des moignons d'amputation.

La malade obtint une guérison par première intention ; les douleurs et la gène fonctionnelle disparurent en quelques jours. Cet état de guérison s'est maintenu depuis.

Observation III

(Due à l'obligeance de M. Delore, chirurgien des hôpitaux.)

Résection du coude pour ostéo-arthrite tuberculeuse. Troubles nerveux dans la zone du cubital. Guérison.

M. B..., âgé de 64 ans, vient consulter M. Delore, au mois d'août 1901, pour une ostéo-arthrite du coude droit, devenue fistuleuse depuis deux ans. Les gouttières de l'olécrâne sont en effet comblées par des saillies, représentant des fongosités synoviales ; les mouvements du coude sont douloureux, dépassent à peine 25 degrés ; enfin, on trouve un orifice fistuleux en dedans de l'olécrâne, par lequel le stylet pénètre dans l'articulation. Par ce trajet, s'écoule beaucoup de liquide séreux.

Après avoir essayé, pendant deux mois, un appareil silicaté, et devant le désir impérieux du malade d'être vite débarrassé, M. Delore pratiqua le 10 octobre 1901, avec l'assistance du Dr Briand (de Dôle), et du Dr Carrel-Billiard (de

Lyon), une résection du coude, par l'incision en baïonnette d'Ollier. Le périoste fut conservé en partie, au niveau du cubital ; les fongosités, nombreuses, furent minutieusement enlevées. Les os de l'avant-bras avaient été sciés à 2 centimètres au-dessous de l'interligne ; l'humérus, dans les tubérosités. Les lésions paraissaient surtout *d'origine humérale.*

La guérison survint sans encombre, avec un résultat fonctionnel parfait, qui persista cinq ans environ. A ce moment s'établit, sans douleur, une fistule postérieure ; le coude était le siège d'une récidive ; M. Delore dut réséquer une parcelle de l'extrémité humérale, qui était amollie, rongée par les fongosités. Mais, malgré cette intervention, l'opéré conserva sa fistule, et vit apparaître en outre *une paralysie avec atrophie dans le domaine du cubital.* L'atrophie de l'éminence hypothénar était fort accentuée, les deux derniers doigts légèrement fléchis dans la paume de la main, et manifestement insensibles ; il y avait des douleurs dans la zone du cubital. Cinq mois après la seconde intervention, M. Delore se décida à vérifier l'état du nerf cubital, qui n'avait certainement pas été blessé au cours de la première opération, puisque les symptômes nerveux étaient apparus cinq ans après, mais qui devait être englobé dans des fongosités.

L'opération, très large, montra, en effet, que *le nerf cubital était enfoui au milieu d'un bloc dur de fongosités contenant de petits noyaux osseux.* Il s'agissait évidemment d'un ancien foyer de périostite tuberculeuse, non enlevé lors de la première opération sous-périostée, et ayant évolué insidieusement en formant du tissu osseux pathologique ; ce tissu compact avait peu à peu englobé le nerf.

M. Delore sculpta le nerf enfoui dans ce tissu, qui fut enlevé complètement. A la fin de l'opération, le nerf cubital flottait dans la plaie sur une longueur de 5 à 6 centimètres. Malgré cette longue dénudation, la nutrition du nerf ne fut pas compromise, les douleurs disparurent, ainsi que les paralysie et anesthésie.

La guérison est restée parfaite depuis deux ans.

CHAPITRE II

Pathogénie. — Etiologie.

Il convient d'éliminer, tout d'abord, les fautes opératoires qui peuvent être commises au cours de l'intervention : ligature, piqûre, section du nerf; nous supposerons également qu'il n'y a pas eu arrachement et tiraillements exercés sur le tendon nerveux; le professeur Poncet nous a dit avoir été le témoin d'accidents névritiques dus à de pareilles manœuvres; en effet, ces tiraillements peuvent donner lieu à une névrite traumatique passagère, ou localiser dans le nerf une inflammation tuberculeuse pouvant déterminer une névrite interstitielle.

Nous n'insisterons pas sur les névrites de causes générales : intoxications (saturnisme, alcoolisme, etc.), ou maladies constitutionnelles, telles que la syphilis ou la tuberculose, qui fournissent un terrain éminemment favorable au dévelopement d'une névrite. Rappelons toutefois qu'au sujet de la tuberculose, Pitres et Vaillard ont publié un certain nombre de faits caractéristiques, et ont été les premiers à signaler l'action pathogénique qu'elle exerce sur les nerfs périphériques; ils ont bien décrit la fréquence des névrites pendant l'évolution de cette maladie infectieuse; ce sont ordinairement des névrites primitives, apparaissant au cours d'une tuberculose à marche lente; celle-ci agit comme la diphtérie ou la variole, le typhus ou la fièvre typhoïde, en localisant parfois ses effets sur les nerfs périphériques, qui présentent les caractères histologiques des névrites dites dégénératives; ces névrites se développent sur place, ne dépendant nullement d'une lésion préexistante du cerveau ou de la moelle, et atteignant indifféremment les nerfs sensitifs, moteurs, ou mixtes.

Les névrites infectieuses, qui figurent dans la catégorie des névrites post-opératoires, peuvent, en un mot, être dues à :

1° Une infection locale, banale.

2° Une tuberculose agissant en tant que cause générale.

3° Une irritation tuberculeuse locale, due à du pus, à un foyer de fongosités. (V. obs. III.)

Comment agissent toutes ces causes ? Par le processus ordinaire de toutes les névrites : le nerf réagit en faisant de la névrite, quoique la résistance du cordon nerveux le garde longtemps de l'infection secondaire.

Il est encore une cause prédisposante que nous signalerons en passant : l'hérédité nerveuse; on trouve dans les antécédents de nombreux cas d'hystéro-traumatisme. Tantôt, la névrite apparaît d'abord, se compliquant ensuite de phénomènes d'hystéro-traumatisme, tantôt c'est l'hystéro-traumatisme qui apparaît tout d'abord, se compliquant ultérieurement de phénomènes névritiques; fréquemment, les symptômes sont enchevêtrés d'une manière si complexe, qu'il devient difficile de démêler ce qui appartient au traumatisme et ce qui appartient à l'hystérie. Aussi, doit-on soupçonner l'hystérie chaque fois qu'une névrite post-opératoire présente des symptômes anormaux, ou se montre particulièrement rebelle.

Quoi qu'il en soit, le rôle principal revient à la tuberculose, qui donne des manifestations infectieuses et toxiques à distance; d'après la conception de la tuberculose inflammatoire, on voit qu'elles sont plus fréquentes qu'on ne le supposait.

Nous distinguerons deux sortes de névrites tardives post-opératoires :

Les névrites secondaires.

Les névrites tardives proprement dites.

1° NÉVRITES SECONDAIRES

Elles sont consécutives à la régénération osseuse. Le travail d'ossification utile, d'après Ollier, est généralement accompli au bout de six mois; il peut se prolonger au delà d'un an, si la plaie a été le siège de complications inflammatoires qui ont empêché sa marche régulière. Ces complications entretiennent dans l'os une cause d'irritation qui a pu être féconde, au point de vue de la réossification, en tant que quantité d'os reproduit, mais qui a pu être nuisible en tant que répartition de la substance osseuse : c'est alors qu'on peut observer des reproductions exubérantes. Il y a lieu de remarquer aussi que la trop grande vitalité du périoste, quelle qu'en soit la cause, fournit une exsudation plastique d'une abondance excessive.

Cette perturbation osseuse, survenue dans la constitution de la nouvelle articulation, nous permettra d'expliquer l'origine habituelle de ces sortes de névrite, dues, dans la plupart du temps, à des phénomènes de compression.

La compression, en effet, paraît être la cause la plus fréquente : la surface de l'os qui comprime le nerf est ordinairement irrégulière et rugueuse; en somme, c'est le cal, et nous lui laisserons ce nom.

Ce cal, donc, comprime de deux manières : tantôt il est exubérant, et le nerf est soulevé, étiré, comme une corde de violon, tantôt il lui forme une gouttière qui entoure sa circonférence sur une étendue plus ou moins grande et peut même l'englober dans une sorte de tunnel; la gouttière est osseuse, fibreuse, ou, généralement, ostéo-fibreuse.

Ces phénomènes de compression sont identiques à ceux qu'on observe dans les cals de fractures; leur effet est indéniable. Voici un exemple typique parmi beaucoup d'autres : Swan rapporte qu'un homme, à la suite d'une fracture de l'extrémité inférieure du radius, avait eu le nerf médian comprimé par un cal volumineux : le pouce, le premier, et le second doigt, s'ulcérèrent, et ces ulcères résistèrent à tout traitement, jusqu'à ce que le poignet eût été fléchi, de telle façon que la compression du nerf cessât. Ils se reproduisaient toutes les fois que la main était replacée dans sa première position.

Le cubital, sous l'influence de la compression venue du cal peut subir une sorte de refoulement excentrique, rejeté peu à peu à l'extérieur par la masse osseuse qui s'accroît d'une façon continue. Le nerf, qui auparavant, suivait l'os dans un trajet presque rectiligne, se trouve dévié et tendu sur le cal, absolument comparable à la corde de violon tendue sur son chevalet.

Si le cal est volumineux, le nerf subit non seulement une compression par ce fait même, mais encore une véritable élongation progressive.

Quant à l'enclavement du cubital dans une néoformation osseuse ou fibreuse, quoique assez rare, elle est possible. (V. obs. III.)

Parmi les animaux qu'Ollier a observés après les fractures expérimentalement déterminées par lui, un seul a présenté un nerf pris dans un cal; tous les efforts tentés pour y introduire et y maintenir des cordons nerveux ont échoué, sans doute parce qu'ils n'y contractaient pas d'adhérences.

L'expérience semble donc établir que « la compression des nerfs sains dans un cal est un fait exceptionnel ». (Reuillet.)

Il y a lieu de remarquer ici, que, dans le cas particulier de tumeur blanche, il est possible que le nerf ne soit pas sain, bien qu'il puisse paraître exempt de toute lésion, et cela, à cause du point d'appel créé à ce niveau par l'affection bacillaire; ce n'est donc plus le cas expérimental du nerf sain.

Pour M. Reuillet, si le nerf est sain, le cal lui forme une gaine qui ne le gêne en rien; mais s'il s'enflamme, il subit, à cause de son augmentation de volume, une pression excentrique qui produit son étranglement; la plupart des auteurs croient que cette névrite est un effet de la compression, ou provient des frottements du nerf contre les rugosités du cal. Tout porte à croire que le cal, au lieu de se résorber, durcit peu à peu et finit par comprimer le nerf lui-même, diminué de volume et souvent aplati, étalé sur une largeur de plusieurs centimètres. La névrite ne peut être cause de compression, surtout quand la paralysie croît insensiblement et qu'il suffit de désenclaver le nerf, comme nous le verrons, pour la faire disparaître.

Lablancherie prétend pouvoir reconnaître si l'on a affaire à un enclavement ou à une compression excentrique du nerf par un cal : pour lui, un malade dont le nerf est enclavé ne ressent aucune douleur lorsqu'on exerce une pression au niveau du cal; le contraire aurait lieu dans le cas de compression par une pointe du cal ? Cette assertion nous semble exagérée. Trélat (1) ne l'admet pas et cite à ce propos le cas de deux de ses malades, à nerf enclavé, chez lesquels il déterminait de la douleur à la pression.

Les phénomènes de compression pourraient encore être attribués, quoique exceptionnellement, à des noyaux osseux, de formation accidentelle, ou à de petits fragments détachés de l'os, au cours de l'opération, et ayant proliféré.

Verneuil a communiqué à Tillaux une histoire de formation de cal, peut-être unique dans les annales de la médecine : un coup de feu avait brisé le coude d'un individu; la résection fut pratiquée; l'amputation devint nécessaire quelques semaines après. Le nerf radial se montra alors tuméfié et enflammé au niveau du coude, déprimé sur le côté par une masse osseuse de nouvelle formation : c'était, d'après Verneuil, le résultat d'une

(1) Société de chirurgie, 1882.

transplantation d'un morceau de périoste, à distance.

Il arrive parfois que le cal occupe la gouttière épitrochléo-olécrânienne, toujours suivant le même processus ostéogénique: la masse périostique repousse le nerf, après avoir comblé cette gouttière; le nerf devient superficiel, privé de toute protection, exposé à des pressions et à des chocs réitérés, qui ont pour effet de provoquer son altération névromatique.

Enfin, il nous reste à citer un nouveau facteur étiologique, qui est susceptible de pouvoir se présenter, ainsi qu'en témoigne notre deuxième observation : le pincement du nerf dans le nouvel interligne, où il peut être maintenu par des adhérences cicatricielles; dans cette situation, il est soumis à des pressions continuelles, déterminant peu à peu son épaississement noueux, une induration simulant le névrome.

2° NÉVRITES TARDIVES PROPREMENT DITES

En pareil cas, la première hypothèse à émettre, c'est la réinoculation tuberculeuse.

A la suite d'opérations sur le coude, on voit souvent de petits points de tuberculose qui exigent fréquemment quelques retouches plus tard : ce sont, soit des petits foyers osseux, soit seulement des fongosités développées dans le nouvel interligne (obs. III).

On voit quelquefois aussi se développer, au niveau des saillies osseuses, de petits hygromas tuberculeux localisés; M. Poncet a eu l'occasion de constater, au niveau de l'articulation, de petites bourses séreuses contenant des grains riziformes, et qui semblaient, en cette circonstance, constituer un nouveau foyer; il est permis de supposer que l'intervention a eu pour résultat d'atténuer la tuberculose, et de la retransformer en quelque chose de plus bénin.

A quoi peut être due cette réinoculation ?

Aux récidives, si la toilette n'a pas été bien faite, si les pansements consécutifs n'ont pas été bien surveillés. Lorsque l'intervention a été mal dirigée, ou lorsqu'un petit foyer tuberculeux, sous-périostique la plupart du temps, a échappé aux recherches du chirurgien, il se reforme, dans l'articulation, une collection purulente ou des fongosités à plus ou moins longue échéance, grâce à ce nouveau centre de propagation. Certaines récidives peuvent tenir aux conditions misérables, au surmenage des opérés : la néarthrose redevient le siège de fongosités, puisqu'elle est un terrain prédisposé. Mieux nourri, tenu à moins de travail, le sujet serait resté guéri.

Au contact du foyer tuberculeux, comme de tout foyer inflammatoire du reste, le nerf est susceptible d'être atteint, bien que cet accident soit relativement rare, grâce à la résistance propre du nerf; cependant, il survient avec d'autant plus de chances que le cordon nerveux a été intéressé davantage au cours de l'opération.

L'infection des cordons nerveux a été démontrée expérimentalement par Weir-Mitchell (sur le sciatique du lapin); Cornil et Ranvier ont renouvelé ces expériences et obtenu la suppuration des nerfs chez les animaux. Quenu a bien montré l'influence de la congestion nerveuse dans les névrites.

Il faut donc admettre l'infection des nerfs par propagation, bien que certains auteurs se refusent encore à y croire. Charcot admet même que le contact d'un foyer inflammatoire suffit pour provoquer la névrite sur un nerf non préalablement lésé. A ce point de vue, nous ajouterons, avec cet auteur, que le pus tuberculeux semble avoir une action toute particulière par sa grande virulence.

Les fongosités remplissent aussi le même rôle de compression que les cals, de même que ces brides fibreuses, dues habituellement à des frottements ou à des inflammations de voisinage, et surtout à des trajets fistuleux qui ont longtemps suppuré. Le cordon nerveux, sclérosé, sorte de névrome (v. chapitre suivant), est adhérent à ces brides fibreuses; il cède difficilement aux efforts de traction exercés sur lui, de là, douleurs vives lorsque le membre est soumis à des mouvements brusques ou étendus; c'est ainsi qu'on peut expliquer, il nous semble, les sensations douloureuses subites et l'inflammation provoquée: le malade, sous l'influence de l'effort, ressent une douleur excessive et persistante, le nerf devient douloureux, la névralgie éclate, et l'on voit se développer toute la symptomatologie d'une névrite caractérisée.

En dehors de la réinoculation tuberculeuse, une seconde cause de névrite tardive du cubital paraît résider dans une malformation de la gouttière épitrochléo-olécrânienne, ou même dans sa non-reconstitution.

Quand la nouvelle articulation est en voie de formation, sous l'influence de troubles ostéogéniques quelconques, l'humérus peut se développer irrégulièrement, avec un condyle interne plus gros que de coutume; il se produit alors une sorte de *cubitus valgus*, dont parle

Rieffel (1) : on sait qu'à l'état normal, l'avant-bras, en supination et en extension complètes ne se trouve pas sur le prolongement direct du bras; les axes de ces deux segments du membre supérieur s'entre-croisent en formant entre eux un angle très obtus, ouvert en dehors : il y a cubitus valgus physiologique; si cet angle s'exagère et comporte moins de 170°, il y a valgus pathologique; il s'ensuit un rapprochement progressif de l'olécrâne contre l'épitrochlée, un rétrécissement de la gouttière: alors le nerf est délogé de son siège habituel, et vient constamment se heurter contre l'épitrochlée, dans les divers mouvements du coude; cette disposition pathologique aboutira peu à peu à la névrite.

Enfin, le défaut de gouttière épitrochléo-olécrânienne est une cause fréquente de cette névrite tardive; les cas sont nombreux où elle manque dans la nouvelle articulation; pour nous en convaincre, reportons-nous aux autopsies d'Ollier, au début de notre travail; la figure 191 de son livre, dont nous avons déjà parlé, est typique à cet égard. Aussi, est-il facile, dans ces conditions, de s'expliquer l'origine des troubles nerveux du cubital. Ce nerf est luxé, dans le vrai sens du mot, puisqu'il perd ses rapports normaux, alors que lui seul, en tant que nerf, occupe une position particulièrement fixe, où il est maintenu par un appareil ligamenteux. Il est donc devenu mobile et superficiel, exposé à tous les traumatismes, les chocs extérieurs; de ce fait, la portion exposée du nerf subit, sous l'influence d'une névrite aiguë lente, l'altération névromatique, entraînant le plus souvent après elle la paralysie des muscles innervés par le cubital.

(1) *Revue d'orthopédie*, 1er juillet 1897.

CHAPITRE III

Anatomie pathologique.

Au point de vue macroscopique. l'aspect du nerf lésé varie suivant les cas : on peut le trouver réduit de volume, soulevé, étiré, tendu sur le cal, aplati plutôt que cylindrique. Mais, d'une façon générale, on constate habituellement une augmentation du volume du nerf et sa coloration rougeâtre; au toucher, on sent une induration manifeste. On peut observer une vascularisation assez irrégulière et très prononcée, qui explique cette teinte gris rouge prise par l'organe, et en partie aussi son augmentation de volume; pour celle-ci, toutefois, de même que pour l'induration, il y a une autre cause : c'est l'hypertrophie du tissu conjonctif qui forme des cloisons séparant les tubes nerveux les uns des autres.

On trouve, en somme, les lésions ordinaires des névrites périphériques secondaires: l'examen histologique fait à propos du névrome, dont il est parlé dans notre deuxième observation, a démontré qu'il était constitué sur le type des névromes des moignons d'amputation.

Voici, rapidement, ce qu'on peut observer en pareil cas au microscope :

Névrilème intact, mais hypertrophié.

Sur la coupe, on voit les travées conjonctives qui parient de ce névrilème hypertrophié, se dirigeant de la périphérie au centre de la préparation, et formant un réseau conjonctif qui circonscrit des mailles occupées par la section des tubes nerveux; ce sont précisément ces cloisons qui sont augmentées d'épaisseur, à tel point que les tubes nerveux sont comme étouffés dans les mailles de plus en plus serrées, à mesure que l'évolution de la névrite fait des progrès. C'est là un processus de névrite chronique, qui peut ne pas dépasser le segment comprimé, mais fait naître aussi les dangers de la névrite ascendante, si l'on n'intervient pas.

Toutefois, ce serait une erreur de croire que tous les tubes nerveux qui entrent dans la composition du nerf soient étouffés, lésés au même titre; à côté de tubes malades, parfois même en voie de dégénérescence, nous trouvons des tubes sains, qui assurent pendant longtemps encore le libre passage du courant nerveux.

C'est à cette inégalité de destruction des tubes nerveux que nous devons cette variété de symptômes cliniques, parfois si bizarre que l'observation la plus méthodique ne peut arriver à en saisir la cause.

CHAPITRE IV

Symptomatologie.

Comment se présente au médecin un individu atteint de névrite du cubital, secondaire ou tardive, c'est-à-dire passée à l'état chronique ?

Le malade qui, depuis longtemps, parfois de longues années, ne souffrait plus, a senti brusquement une douleur localisée, ou bien, très souvent aussi, il se trouve incapable de se livrer à ses occupations habituelles depuis plusieurs semaines ou même plusieurs mois : son avant-bras, sa main, ont perdu de leur force, sont devenus malhabiles; ces troubles, d'abord peu accentués, s'exagèrent et le décident à consulter.

Les douleurs éprouvées sont, en général, moins vives que dans la névrite aiguë; ce qu'on remarque surtout, ce sont les altérations nutritives des muscles, parfois sans phénomènes sensitifs ou sensoriels d'aucune sorte.

Nous nous en tiendrons aux faits qu'on peut observer en clinique et nous rangerons les symptômes sous trois chefs :

Troubles de la sensibilité.
Troubles de la motilité.
Troubles trophiques.

Avant d'aborder leur étude, nous devons faire remarquer que cette symptomatologie ne correspond pas toujours à la réalité des faits observés; dans les cas les plus courants, les phénomènes présentés par le malade ne sont pas invariablement au complet, et n'offrent pas une gravité aussi accentuée que dans l'exposé que nous faisons ici; le malade va consulter, la plupart du temps, avant que les complications nerveuses ne soient parvenues au degré qui correspondrait à cet exposé.

A. — Troubles de la sensibilité

Ce sont, ordinairement, les premiers en date; quelquefois, ils s'installent peu à peu, et alors leur début devient difficile à préciser. L'opérée de l'observation II avait commencé, depuis six mois environ, à souffrir de son coude, réséqué onze ans auparavant. D'autres fois, c'est brusquement qu'il apparaissent; notre malade de l'observation I portait un plat, quand une douleur vive lui fit soudain lâcher prise. Ces troubles consistent d'abord en fourmillements dans les doigts, soit après un travail un peu prolongé, soit même sans cause apparente, ou bien en engourdissements plus ou moins passagers; souvent aussi, on note une sensation de froid.

Peuvent survenir ensuite : de l'anesthésie, de l'hyperesthésie, des névralgies. L'anesthésie existe pour la température (thermo-anesthésie) et pour la douleur, la pression, subissant des variations diverses.

L'hyperesthésie, plus rare, donne parfois lieu à la causalgie.

Les névralgies du nerf comprimé ou enflammé consistent en élancements plus ou moins douloureux, susceptibles, comme dans toute névralgie, de s'accroître la nuit et de présenter des paroxysmes périodiques ; la rémittence est cependant plus fréquente que l'intermittence vraie. Comme signe local, on note à la pression, en un point déterminé, une douleur vive, qui s'irradie suivant le trajet du nerf.

B. — Troubles de la motilité

Ils seraient les plus extérieurs, les plus évidents; malheureusement, ils existent à peine, ce sont plutôt de légers phénomènes, de la gène, de la maladresse, que de la paralysie. Cependant, on peut voir, en premier lieu, de la paralysie motrice qui succède à la légère impotence fonctionnelle du début; il est bon alors de se livrer à un examen individuel de chacun des muscles, car elle peut être masquée par la production de ce que Letiévant a appelé la « moitié suppléée ». (Chaque mouvement relève rarement d'un seul muscle, mais d'un groupe musculaire innervé par différents nerfs; l'un de ces derniers étant lésé, les autres peuvent le suppléer.)

La paralysie motrice doit donc, dans certains cas, se reconnaître plus à l'examen du muscle lui-même qu'à celui des mouvements qui relèvent de lui : le muscle paralysé marque plus en relief sous la peau; au lieu de durcir sous la main, il reste mou; son tendon ne forme plus corde. Cette paralysie entraîne des déformations variables par le jeu des muscles antagonistes.

Nous rangerons l'atrophie musculaire dans ce chapitre, car si elle est en partie causée par l'inaction du muscle, elle réagit à son tour et devient cause de la longue durée de la paralysie; cette atrophie se dessine assez tôt; à la place des muscles saillants, on trouve des méplats qui s'accusent de plus en plus; les membres opposés font contraste; dans des cas analogues, on l'a vue masquée par une épaisse lipomatose.

En somme, il y a :

Atrophie de l'avant-bras (fléchisseur profond des doigts, cubital antérieur).

Méplat à l'éminence hypothénar.

Dépression dans les espaces inter métacarpiens (atrophie des interosseux). Main en griffe, due à la paralysie des interosseux, qui sont fléchisseurs des premières phalanges et extenseurs des deuxièmes; si la main est à plat, la première phalange se renverse en extension forcée, la deuxième au contraire se fléchit; cette position se maintient même dans le repos musculaire, les lombricaux, muscles antagonistes, étant paralysés.

Cette main en griffe, ou plutôt cette « griffe cubitale », car ce phénomène est surtout marqué pour les deux derniers doigts innervés par le cubital, est caractéristique de la lésion.

C. — Troubles trophiques

Dans nos observations, ils n'existaient pas encore, mais on comprend aisément qu'ils puissent, à la longue, survenir. L'ensemble est attribué à un processus de névrite chronique, qui peut cesser, s'étendre localement, ou amener une névrite ascendante, cas exceptionnel, et qui assombrit particulièrement le pronostic.

Nous ne reparlerons plus de l'atrophie, si ce n'est pour dire qu'il faut tenir grand compte, ici, de l'opération antérieure, c'est-à-dire de l'ancienne résection du coude, car on sait que le volume du membre opéré est presque toujours inférieur à celui du membre resté sain; aussi, cette amyotrophie n'a plus ici qu'une valeur diagnostique relative.

Nous passerons sous silence ce qu'on a dénommé le « glossy-skin », car il indique un état trop avancé de la lésion.

Enumérons encore, pour terminer, ces quelques petits symptômes, moins importants et surtout moins fréquents : desquamation de l'épiderme, altération des ongles, du système pileux, crises sudorales succédant parfois aux crises douloureuses. Eruptions multiples (Grancher) : vésicules, herpès, zona; abaissement de la température (variant de 1 à 4 degrés); œdème chronique ou intermittent.

En résumé, trois grands symptômes : douleur, paralysie, amyotrophie et griffe cubitale; ils peuvent exister simultanément, comme il peut n'y en avoir qu'un seul. Mais nous ne saurions trop le répéter, le tableau clinique qu'on observe, dans le cas qui nous occupe, est généralement moins sombre que celui que nous avons décrit, et qui est l'indice que la névrite est déjà arrivée à un stade avancé dans son évolution.

Que nous révèle l'examen de la région du coude ?

1° A l'examen anatomique de la néarthrose, on peut

constater tout d'abord les cicatrices de la première intervention; l'exploration montre les extrémités régénérées de façon plus ou moins satisfaisante; on peut comparer les deux côtés opposés, en faire la mensuration, largeur et longueur.

2° Enfin, étudier le fonctionnement de l'articulation, en analysant les divers mouvements de flexion, extension, pronation, supination, etc.; en un mot, chercher si le type physiologique s'est rétabli dans l'articulation, suivant l'une des quatre variétés admises par Ollier dans les néarthroses consécutives aux résections du coude (1).

3° L'exploration du cubital nous permet de constater que ce nerf se trouve, dans l'ancienne gouttière, sous forme d'un cordon dur, volumineux, gros comme un crayon, tuméfié; la pression exercée sur lui donne lieu aux irradiations ordinaires; la pronation est douloureuse. Son induration le rend ordinairement très perceptible, à moins qu'elle ne se confonde avec un empâtement général de la région; quelquefois, tout autour de lui, il y a, en effet, une légère réaction inflammatoire ou quelques fongosités. (Obs. III.)

---

(1) V. Gangolphe. *Arthrites tuberculeuses*, p. 55. (*Traité de chirurgie* de Delbet et Le Dentu.)

CHAPITRE V

Diagnostic.

Le diagnostic n'est pas difficile quand on connaît l'existence de l'opération antérieure et la possibilité de tels accidents; cette opération nous fait un devoir, étant données les notions exposées ci-dessus, de rechercher s'il n'y a pas une relation entre la névrite et la paralysie tardives et cette intervention ancienne; mais, faute d'un interrogatoire suffisant, ou parce que l'on n'a pas cru devoir faire remonter à une cause aussi éloignée la lésion actuelle, il est aisé de concevoir la difficulté d'un pareil diagnostic.

Il faut se laisser guider par les symptômes que nous avons sous les yeux; quoique rarement au complet sur le même individu, ceux qui s'y trouvent sont, en général, caractéristiques, limités à une zone d'innervation déterminée.

Le point capital du diagnostic, c'est de ne pas confondre cette névrite du cubital avec un point d'ostéite, une réinoculation tuberculeuse; c'est précisément ce qui avait été fait à Paris pour la malade de l'observation I, et à Lyon, pour celle de l'observation II. Aussi, est-ce ce diagnostic différentiel que nous établirons d'abord :

On peut reconnaître un point d'ostéite à ce qu'à ce niveau il y a hyperplasie du périoste, due à l'influence de l'inflammation; ce point est particulièrement douloureux et ne s'accompagne pas, comme dans la névrite, d'atrophie et de paralysie; ce qui l'en distingue surtout, c'est qu'il ne s'accompagne pas non plus des mêmes irradiations, spécialement dans les doigts.

L'hypothèse d'une réinoculation tuberculeuse doit toujours être présente à l'esprit de l'observateur; ainsi que nous l'avons dit dans la pathogénie, rien n'est plus vraisemblable que de supposer qu'au cours de la première opération un foyer tuberculeux sous-périostique soit resté dans la plaie et ait évolué insidieusement depuis.

Si le coude est le siège d'un foyer purulent, on peut parvenir à sentir la fluctuation; il y a tuméfaction marquée, de la fièvre, quelquefois fistulisation postérieure; on perçoit difficilement le cordon nerveux, rarement induré en pareil cas, ne roulant pas sous le doigt.

La paralysie, l'amyotrophie, la griffe cubitale doivent mettre sur la voie du diagnostic de névrite.

L'arthrite tuberculeuse pourrait aussi, de prime abord, égarer un instant ce diagnostic, d'autant plus que le sujet a, d'habitude, des antécédents personnels tuberculeux avérés.

Elle peut être suppurée ou sèche, comportant des douleurs névralgiques comparables à celles de la névrite et une atrophie qui rappelle aussi celle de cette dernière affection, très fréquente dans la forme sèche; ce qui aidera au diagnostic, ce sera principalement le gonflement, l'attitude vicieuse, la gêne des mouvements articulaires, la raideur; dans l'une, on notera des craquements plus ou moins perceptibles, dans l'autre, une suppuration souvent suivie d'une fistulisation.

Pas de griffe cubitale, pas d'induration du cordon nerveux, qui caractérisent la névrite du cubital.

Il nous semble difficile de confondre cette complication nerveuse avec une poussée rhumatismale : la multiplicité des jointures atteintes, l'allure aiguë, fébrile, l'impotence fonctionnelle, les antécédents particuliers, nous autorisent à ne pas insister. De même, le rhumatisme chronique ne se localise que bien rarement à une seule jointure; le débat est jugé par la marche de l'affection et l'efficacité des remèdes spécifiques.

Si l'on soupçonnait une arthrite blennorragique, la rapidité de l'évolution, la recherche des gonocoques et l'examen des voies génitales lèveraient tous les doutes.

Nous pouvons encore citer, dans ce diagnostic différentiel, les névrites suivantes, faciles d'ailleurs à éliminer rapidement :

Les névrites toxi-infectieuses (mercure, alcool, tabac, charbon, arsenic, plomb, etc.). Il suffit, pour éviter l'erreur, de chercher le signe propre de ces intoxications, les antécédents, la profession. La coïncidence d'une névrite professionnelle et d'une névrite post-opératoire tardive rend, sans doute, le problème plus compliqué, mais nullement insoluble, si l'interrogatoire du malade est méthodique et complet.

En ce qui concerne la névrite syphilitique, un examen approfondi du sujet, de ses antécédents, mettra sur la voie du diagnostic.

Quant à l'hystérie, l'âge du sujet nous fournit déjà une indication : il n'y a guère de névrites hystériques chez les enfants. Elles surviennent surtout après un choc insignifiant (hystéro-traumatisme) et n'affectent point de groupe musculaire anatomiquement défini. Rechercher l'anesthésie segmentaire, en manchette, et les autres stigmates de l'hystérie.

Il est cependant des cas où l'on ne rencontre pour tout symptôme que la douleur. Notre observation II en fait foi; il s'agit alors de distinguer la névrite de la névralgie. Les premières douleurs sont souvent mises sur le compte d'une simple névralgie, mais elles ne tardent pas à s'en différencier : la douleur névralgique est plutôt localisée en certains points, de siège assez constant, où la pression la réveille; dans la névrite, le nerf est sensible dans toute sa longueur, du moins sur toute l'étendue que l'inflammation a envahie; il est gros et dur; une exploration minutieuse permet de le palper exactement; la durée de la névralgie est beaucoup moindre, quelques jours seulement.

Faut-il, en cas de paralysie marquée, dans le domaine du cubital, songer à une paralysie de cause centrale ? Evidemment non, la faute serait trop grossière : si les phénomènes observés sont dus au système encéphalique, on a déjà eu des troubles cérébraux, les symptômes, non localisés à un territoire aussi limité font le diagnostic. Si la paralysie est d'origine médullaire, elle est également moins limitée, sa marche est progressive, ne rétrocède jamais.

Bref, ce qui doit aider à établir un diagnostic exact, c'est : la connaissance de la possibilité d'une compression du nerf, par une néoproduction osseuse, de sa luxation, de troubles statiques; la perception d'un cordon dur et douloureux, qui roule sous le doigt; l'absence de douleur à la pression sur l'os même.

Enfin, en cas d'hésitation, il faut avoir recours à l'examen radiographique, avec les précautions particulières, pour vérifier s'il y a un point d'ostéite (qui apparaît sous forme d'une tache claire) et si les extrémités brachiales et antibrachiales sont normales.

CHAPITRE VI

Pronostic. — Traitement.

Le pronostic est en général favorable, quelle que soit la cause de la névrite, mais à condition qu'on intervienne sans trop tarder, pour dégager le nerf et éviter la sclérose qui pourrait s'y développer.

L'exploration électrique pourrait, au besoin, fournir des renseignements précis sur le degré de la paralysie; elle ne dispense point de l'examen clinique, mais elle l'éclaire et le complète.

Donc, pronostic presque toujours bon, grâce à l'innocuité et à l'efficacité de l'intervention; il est d'autant meilleur que l'âge du sujet est moins avancé.

Le traitement chirurgical s'impose, net et pressant; inoffensif, il est généralement rapide dans ses résultats.

Trois cas peuvent se présenter :

1° Le nerf est dans sa gouttière, mais comprimé, ou englobé dans un cal qui la comble.

On place alors la bande d'Esmarch; on pratique une incision d'une dizaine de centimètres, sur la face postérieure du coude, à égale distance de l'épitrochlée et de l'olécrâne, et dont le milieu correspond à une ligne passant par les trois éminences. On arrive bientôt sur le nerf cubital, augmenté de volume; une fois découvert, on le suit jusqu'au niveau du point où il est comprimé ou englobé; avec la sonde cannelée, on le libère, millimètre par millimètre, des adhérences qu'il a pu contracter; pour y parvenir, s'il est inclus dans un cal, il faut en quelque sorte le sculpter avec beaucoup de précautions. Le réclinant de côté, on fait sauter au daviergouge la masse fibro-périostique, on abrase le plus possible le périoste à ce niveau, après avoir bien creusé la gouttière, afin que le nerf soit absolument libre et mobilisable; on le malaxe un peu et on pratique l'élongation. On attirera ensuite, si faire se peut, un peu de muscle pour lui former un lit et empêcher qu'il ne soit englobé à nouveau dans le processus d'ossification.

On suture par-dessus les téguments.

2° La gouttière manque ou s'est incomplètement reformée.

En pareil cas, il faut la reconstituer et replacer le nerf dans la position qui lui convient; avec la gouge et le maillet, on lui creuse une gouttière aussi large que possible, après en avoir bien émoussé les angles et les bords; on la fait suffisamment creuse pour que le cubital une fois replacé, après avoir été hersé, bien dissocié en cas de névrome, y joue facilement, et ne soit plus tendu et comprimé dans les mouvements de flexion du coude.

On suture la peau au crin de Florence, et on place l'articulation dans un bandage ouaté, peu compressif.

3° Il y a des fongosités.

L'intervention est simple: bien dégager le nerf, comme toujours, et avoir soin d'enlever la totalité des fongosités contenues dans l'articulation; faire, dans la plaie, des irrigations modificatrices, et, au besoin, drainer et cautériser.

Roux (de Lausanne) préfère luxer le nerf et le fixer en avant de l'épitrochlée; nous n'avons aucune expérience sur ce procédé; toutefois, dans le cas actuel, le résultat a été une reprise immédiate des troubles nerveux, ce qui ne doit point étonner, puisque le nerf est fortement tendu au moindre mouvement d'extension de l'avant-bras.

Les procédés que nous avons indiqués nous semblent les meilleurs, à condition de bien creuser l'os, afin que le nerf ne soit point tendu sur les parties latérales.

Quoi qu'il en soit, après l'intervention, il est deux indications thérapeutiques auxquelles il faut avoir recours : le massage et l'électricité.

On emploiera les mouvements induits d'un bobine à gros fil, de force modérée, à intermittences rares ou peu fréquentes, soit par la méthode polaire, soit par la méthode de Duchenne.

C'est compris de la sorte que le traitement peut donner les plus heureux résultats.

CONCLUSIONS

I. A longue échéance, on peut observer, après la résection du coude pour tumeur blanche, des phénomènes de névrite du cubital.

II. Cette névrite se traduit par une douleur locale qui peut en imposer pour de l'ostéite de récidive, avec laquelle il ne faut pas la confondre, et par des phénomènes d'irradiations douloureuses dans le domaine du cubital, qui, en coïncidence avec les signes fournis par le palper, permettent le diagnostic.

III. Cet accident, assez rare, dont nous rapportons trois observations inédites, peut relever : d'une irritation locale par froissements répétés dans la nouvelle gouttière épitrochléo-olécrânienne, d'une luxation du nerf, ou, enfin, de son inflammation au contact d'un petit nid de fongosités.

IV. Le traitement doit consister à découvrir le nerf chirurgicalement, à dénuder, à lui refaire une gouttière et à exciser soigneusement les lésions fongueuses s'il y en a.

INDEX BIBLIOGRAPHIQUE

BABINSKI. — *Journal de Médecine interne* (VII), Paris, 1903. Types de névrites périphériques.

BROCA et MOUCHET. — *Revue de Chirurgie*, juin, 1899. Complications nerveuses des fractures de l'extrémité inférieure de l'humérus.

BRUNETIÈRE. — Thèse de Lyon, 1899.

DELBET et LE DENTU. — *Nouveau traité de Chirurgie*, t. IV.

DUPLAY et RECLUS. — *Traité de Chirurgie*, t. II.

MULLER. — Thèse de Lyon, 1904.

NEPVEU. — *Revue de Chirurgie*, 1881.

OLLIER. — *Régénération des os.*

OLLIER. — *Traité des Résections.*

PANAS. — *Archives générales de Médecine*, juin 1899.

PITRES et VAILLARD. — *Revue de Médecine*, 1886.

RAYMOND. — *Journal de Médecine interne* (VI), Paris, 1902. Névrite du radial et du cubital.

ROUMAGOUX. — Thèse de Montpellier, 1902.

TRÉLAT et CARTAZ. — *Progrès Médical*, 1876.

VACQUERIE. — Thèse de Paris, 1902.

WEIR-MITCHELL. — *Lésions des nerfs et leurs conséquences* (traduction Dastre).

10776 — Imprimeries Réunies, Delaroche et Schneider, Lyon

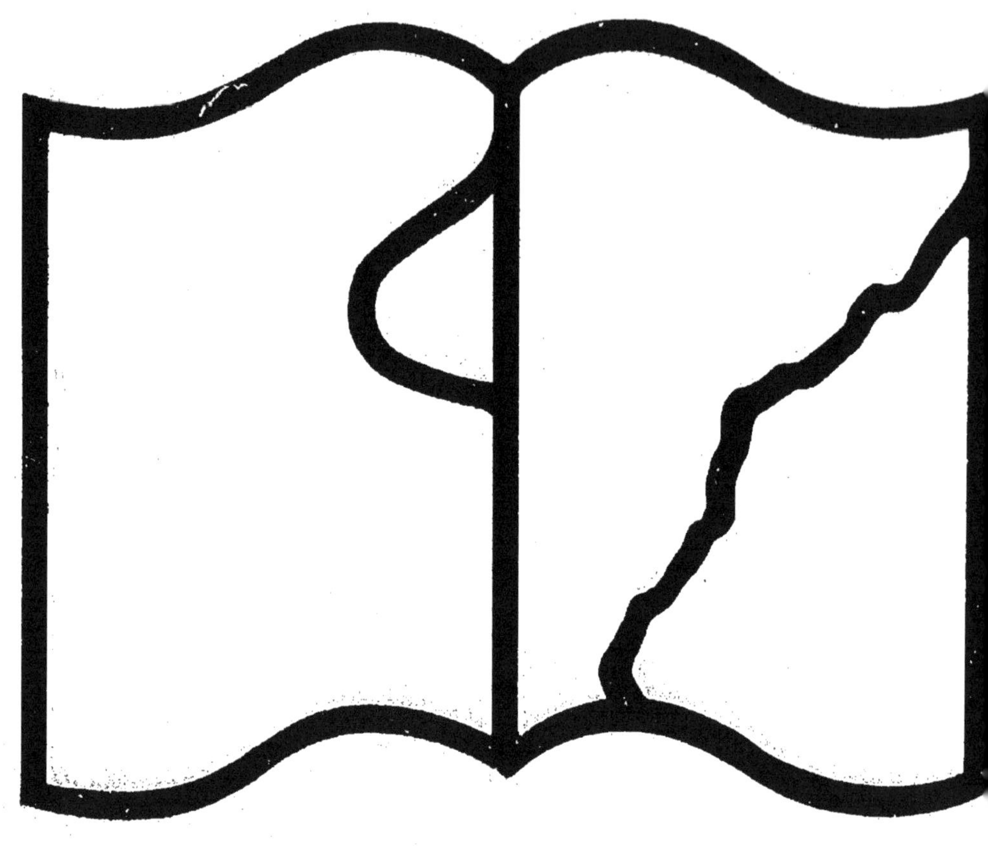

Texte détérioré — reliure défectueuse

NF Z 43-120-11

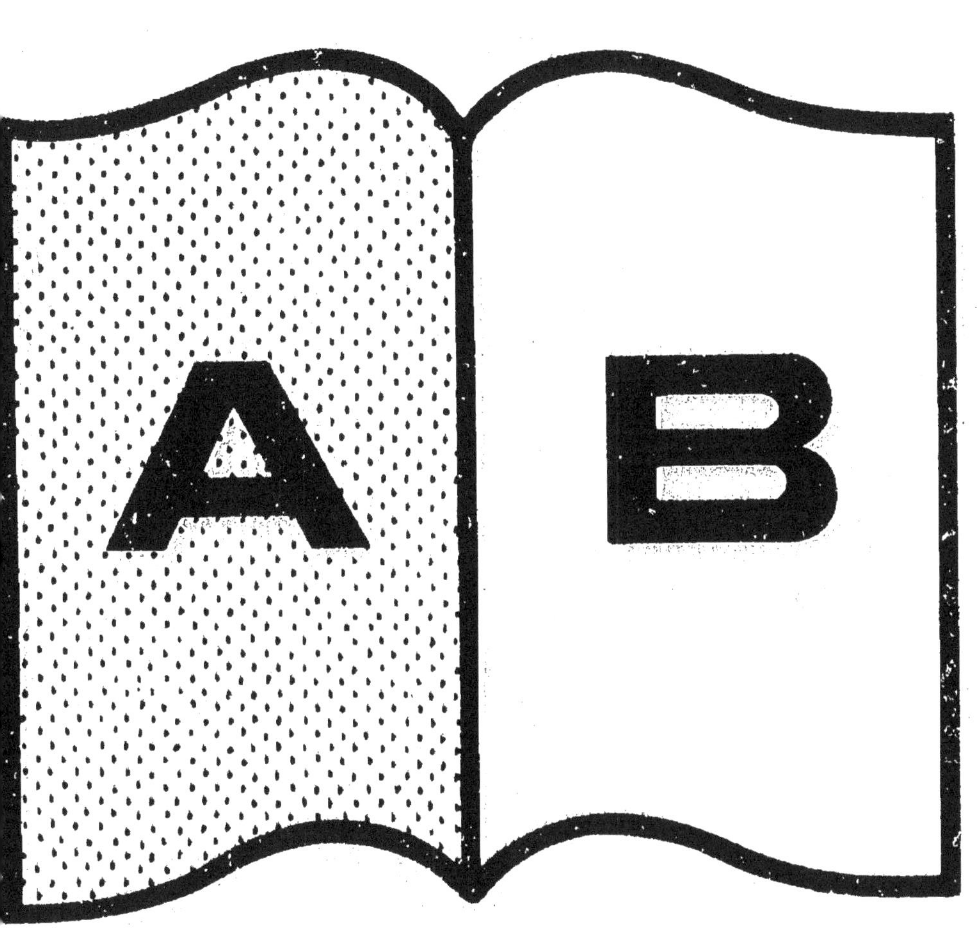

Contraste insuffisant

NF Z 43-120-14

www.ingramcontent.com/pod-product-compliance
Ingram Content Group UK Ltd.
Pitfield, Milton Keynes, MK11 3LW, UK
UKHW020346250726
13967UKWH00005B/2147